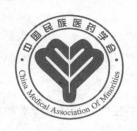

团 体 标 准

T/CMAM Z1—Z9—2019

藏医医疗技术操作规范

U0346861

2019-12-30 发布 　　　　　　　　　　　　　2020-06-30 实施

中国民族医药学会 发布

图书在版编目（CIP）数据

藏医医疗技术操作规范 / 中国民族医药学会编著 . —北京：
中国中医药出版社，2020.6
（中国民族医药学会标准）
ISBN 978-7-5132-6035-0

Ⅰ . ①藏⋯ Ⅱ . ①中⋯ Ⅲ . ①藏医—医疗卫生服务—
技术操作规程—中国 Ⅳ . ① R29-65

中国版本图书馆 CIP 数据核字（2020）第 006239 号

中国民族医药学会
藏医医疗技术操作规范

*

中国中医药出版社出版
北京经济技术开发区科创十三街 31 号院二区 8 号楼
邮政编码 100176
网址 www.cptcm.com
传真 010-64405750
廊坊市祥丰印刷有限公司印刷
各地新华书店经销

*

开本 880×1230 1/16 印张 2.75 字数 79 千字
2020 年 6 月第 1 版 2020 年 6 月第 1 次印刷

*

书号 ISBN 978 - 7 - 5132 - 6035 - 0 定价 39.00 元

*

社 长 热 线 010-64405720
购 书 热 线 010-89535836
维 权 打 假 010-64405753

微信服务号 zgzyycbs
微商城网址 https://kdt.im/LIdUGr
官 方 微 博 http://e.weibo.com/cptcm
天猫旗舰店网址 https://zgzyycbs.tmall.com

如有印装质量问题请与本社出版部联系（010-64405510）
版权专有 侵权必究

目　次

引　言

　　少数民族医药是我国传统医药和优秀民族文化的重要组成部分，具有鲜明的民族性、地域性和传承性，在民族聚居地区有着深厚的群众基础，深受本民族人民信赖与认同，为保障人民健康、促进经济社会发展发挥着重要作用。促进少数民族医药事业发展事关深化医药卫生体制改革、尊重民族情感、传承民族文化、增强民族团结的大局。党中央、国务院高度重视少数民族医药事业发展，印发《"健康中国 2030"规划纲要》《中医药发展战略规划纲要（2016—2030 年）》和《"十三五"促进民族地区和人口较少民族发展规划》等文件，着眼推进健康中国建设，提出了一系列事关民族地区和少数民族医药发展的长远性、全局性举措。《中华人民共和国中医药法》明确提出"国家采取措施，加大对少数民族医药传承创新、应用发展和人才培养的扶持力度，加强少数民族医疗机构和医师队伍建设，促进和规范少数民族医药事业发展"。

　　推动少数民族医药特色技术整理和推广工作，保护和传承少数民族医药特色技术，为少数民族医医疗机构和少数民族医特色专科提升服务，促进少数民族医药特色技术在基层医疗卫生机构推广应用，提高基层诊疗机构少数民族医药服务能力，既是各族群众日益增长的健康需求，也是维护人民群众基本健康权益，解决各族群众最关心、最直接、最现实的民生问题，更是推进健康中国建设，造福广大人民群众的有力手段。

　　2017 年、2018 年先后接到国家中医药管理局医政司"民族医诊疗技术规范制修订"和"少数民族医药特色技术整理规范"项目任务后，中国民族医药学会组织相关分会专家对上报的技术从安全、有效、规范、经济、符合伦理等角度反复论证，最终由中医专家进行内容审查，整理出藏医、蒙医、傣医、哈萨克医、土家医等第一批 53 个少数民族医诊疗技术操作规范，并通过中国民族医药学会标准化技术委员会审定，予以发布。

　　此标准的编写与出版，先后得到了国家中医药管理局医政司、中国民族医药学会各标准化研究推广基地（西藏自治区藏医院、青海省藏医院、内蒙古国际蒙医医院、西双版纳州傣医医院、新疆阿勒泰地区哈萨克医医院、湘西土家族苗族自治州民族中医院、湘西土家族苗族自治州民族医药研究所）和相关专家王麟鹏、雷仲民、林谦、付国兵的参与和大力支持，并付出了艰辛劳动，对此，谨致以诚挚敬意和衷心感谢。

中国民族医药学会

2020 年 1 月

1

前　言

　　《藏医医疗技术操作规范》草案（以下简称《规范》）包括热吉（牛角吸附）技术、美杂（火灸）技术、擦图（盐热敷）技术、泷沐（药浴）技术、浪泷沐（蒸熏）技术、金泷沐（缚浴）技术等9种藏医医疗技术操作规范。

　　本《规范》由中国民族医药学会提出并发布。

　　本《规范》由国家中医药标准化技术委员会归口指导。

　　本《规范》管理单位为西藏自治区藏医药管理局、西藏自治区藏医院。

　　本《规范》起草单位：西藏自治区藏医院、青海省藏医院、甘肃省甘南州藏医院、四川阿坝州藏医院、云南迪庆州藏医院、西藏藏医药大学、中国民族医药学会藏医药分会、中国民族医药学会养生保健分会、西藏藏医药学会。

　　本《规范》修订、复核、论证、整理、上报人：尼玛次仁、杨本扎西、扎西东智、姚晓武、昂青才旦、道吉仁青、贡布东智、朗嘉、索朗欧珠、才多、明珠、仁增。

　　本《规范》主要起草人：才多、尼玛、达娃、仁增、扎西、周洛、次旦朗杰、次旦、达瓦次仁。

　　《擦图（盐热敷）等9种藏医医疗技术操作规范》是由中国民族医药学会立项的藏医药标准化研究项目，是指导藏医临床医疗的技术性规范文件。本《规范》为藏医临床医师提供治疗疾病的热吉（牛角吸附）技术、美杂（火灸）技术、擦图（盐热敷）技术、泷沐（药浴）、浪泷沐（熏蒸）技术、金泷沐（缚浴）技术等藏医医疗技术操作规范与方法，规范其临床医疗行为，提高藏医临床医疗水平与科研、教学水平。本《规范》体现藏医传统医疗技术简、便、效、廉的特点，可操作性强，具有指导性与实用性，适用于藏医医疗、教学、科研及相关管理人员，可作为临床医疗技术规范和质量控制的主要参考依据。

　　本《规范》自2015年6月启动以来，来自中国民族医药学会藏医药分会、中国民族医药学会养生保健分会、西藏自治区藏医院、青海省藏医院、甘肃省甘南州藏医院、四川阿坝州藏医院、云南迪庆州藏医院、西藏藏医药大学、西藏藏医药学会、日喀则市藏医院、山南市藏医院等10余家医院及学校的20余名藏医专家、临床医师及专业技术人员，分别负责起草医疗技术规范，每组负责起草1个或几个藏医医疗技术的制修订工作。《规范》编制的技术方法与体例，参照中国民族医药学会提供的医疗技术操作规范文本的体例进行编写。

　　本《规范》编制经过四个阶段。第一阶段（2015—2016年）：遴选藏医医疗技术，在30多种藏医特色传统疗法中筛选，对"操作简便，安全有效"的传统疗法进行疗效与安全性评价，从中选出热吉（牛角吸附）技术等藏医医疗操作技术，作为第一批技术操作规范进行研究与编制，审核上报中国民族医药学会。第二阶段（2017年1—9月）：组织五省区藏族聚集地专家在云南召开专家论证会。第三阶段（2017年10—12月）：在广泛征求意见的基础上进行修改，并经中国民族医药学会藏医药分会专家审定，报中国民族医药学会。第四阶段（2018年6—7月）：2018年6月12日，中国民族医药学会在北京召开民族医医疗技术专家论证会，由中医技术相关专家对9种藏医医疗技术操作规范进行论证。会后根据专家意见再次组织修改。最后，由中国民族医药学会藏医药分会组织藏医药分会标准化委员会专家进行审定，上报中国民族医药学会。

本《规范》得到中国民族医药学会、中国民族医药学会藏医药分会、西藏自治区藏医药管理局、西藏自治区藏医院、西藏藏医药大学、西藏藏医药学会领导及中医技术相关专家的重视与支持，相关专家对《规范》提出许多建议与宝贵意见，特此致谢！

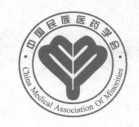

团 体 标 准

T/CMAM Z1—2019

藏医医疗技术操作规范
藏医达尔卡（放血）技术

2019-12-30 发布
2020-06-30 实施

中国民族医药学会 发布

藏医医疗技术操作规范 藏医达尔卡（放血）技术

1 术语和定义

达尔卡技术（放血）是藏医内病外治的一种传统疗法，现普遍称为"放血疗法"。达尔卡技术是通过人体的动静脉穴位进行刺、剖等放血方法，将病血释放到体外而达到治疗目的的一种治疗技术。

2 范围

适用于"查、赤巴"引起的疾病。

3 常用器具及基本操作方法

3.1 常用器具

治疗车上层：斧刃型、羽刃型等符合藏医理论要求的藏医外治器具、一次性无菌达尔卡垫、一次性无菌达尔卡绑带。

治疗车下层：治疗盘、无菌棉签、0.9% 氯化钠 250mL、无菌纱布、医用酒精、0.5% 碘伏、胶布、量杯、手消毒液、托盘、止血药、熏药、诃子、红糖、烙器、污物桶 2 个。

3.2 基本操作方法

a）确定藏医达尔卡治疗的患者选定施术日期，提前三天给予口服三果汤。

b）在适当环境温度下嘱患者充分暴露所选定的达尔卡穴位，离达尔卡穴位上限 3cm 处铺垫好一次性无菌达尔卡垫，再用一次性无菌达尔卡绑带逐步捆紧的同时，叩击或搓揉达尔卡脉位处（力度要均匀，不易过重），当发现有血管膨出或显露时，扎好绑带。

c）在血管膨出或显露处做好消毒处理，并将放血刀进行严格消毒。

d）在消毒好的达尔卡脉位下限 3 ～ 4cm 处，施术者用左手拇指平压，保证达尔卡脉位固定，避免滑动。

e）技术选择中，由于达尔卡脉位的血管粗细及深浅不同，所采用的达尔卡方法也有区别。按照藏医理论要求，较细血管行斜断法、细血管行切断法、粗血管行剖开法、深部血管行勾提法。

f）在达尔卡施术中，应观察患者的生命体征和出血颜色变化，确定放血量。

3.3 治疗体位

根据放血治疗部位的不同，可相应地选择坐位、俯卧位、仰卧位、侧卧位等。

4 常见病操作技术

4.1 肮查病

藏医肮查病，相当于现代医学的"慢性高原红细胞增多症"或"多血症"。

4.2 折乃

藏医折乃病，相当于现代医学的"痛风"病。

4.3 黄水病

藏医黄水病指各种皮肤病、热性关节炎等。

4.4 热证

赤巴引起的肝炎、肺炎、脉管炎等各种热性疾病。

5 禁忌证

体弱、贫血、结核病、消化功能不良等"培隆"引起的疾病及孕妇、产后妇女不宜放血。

6 注意事项

a）在达尔卡施术中，捆绑脉位不易过紧或过松，过紧易造成皮下瘀血，过松则不易显露达尔卡脉位，从而无法进行达尔卡治疗。

b）在包扎达尔卡脉位时，应适当压迫止血至不出血为止。

c）观察好出血颜色，及时包扎，避免晕血。

d）达尔卡治疗后应嘱咐患者避免用手指扣、挠伤口，避免伤口肿胀或感染。

e）在达尔卡治疗 7 天之内，禁忌剧烈活动、洗澡、吃辛辣食物和饮酒等。

f）达尔卡施术的力度一定要掌握好，过重容易穿透血管，过轻不易出血，影响治疗效果。

7 异常情况及处理措施

达尔卡（放血）疗法是安全可靠的一种藏医特殊治疗手法，很少出现不良反应。若达尔卡治疗过程中出现晕血现象，应立即停止放血，同时进行熏药即可恢复。达尔卡施术完成后，松开布条并敷上无菌纱布，用拇指轻压伤口止血。若未能止血时，则用冰袋等冷敷伤口或用棉球压住伤口，并嘱咐患者静坐、避免活动。

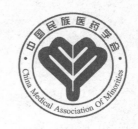

团 体 标 准

T/CMAM Z2—2019

藏医医疗技术操作规范
藏医热吉（牛角吸附）技术

2019-12-30 发布

2020-06-30 实施

中 国 民 族 医 药 学 会 发布

藏医医疗技术操作规范 藏医热吉（牛角吸附）技术

1 术语和定义

热吉（牛角吸附）技术是藏医用牛角吸附的方式来治疗疾病的特色疗法，是将牛角尖部打孔后并用软管和针管连在一起，抽动针管将患处瘀血抽出，从而达到治疗的目的。

此技术具有化瘀、干黄水、消肿止痛的作用。

2 常用器具及基本操作方法

2.1 常用器具

牛角、针管、医用硅胶管、止血钳、碘伏、镊子、棉球、纱布、三棱针（梅花针）。

2.2 基本操作方法

a）将牛角尖用医用硅胶管与针管连在一起，制成牛角吸附器。

b）确定病发部位后，用温水洗净并用碘伏消毒。

c）用已备好的牛角吸附器扣在治疗部位，用针管抽气，使牛角吸附于治疗部位。为了长时间吸附于治疗部位，故用止血钳卡住硅胶管。当牛角吸附于体表后，一般留置20分钟左右。

d）松开止血钳，取下牛角吸附器，用三棱针（梅花针）刺破瘀血和水肿的部位，再用牛角吸附器吸附并留置15分钟左右，将瘀血吸出。

e）再次松开止血钳，取下牛角吸附器后，用盐水清洁伤口并消毒，再用纱布包扎。

3 常见病操作技术

关节炎引起的关节肿痛、关节积液、痛风等。

4 禁忌证

凝血功能障碍，皮肤感染或损伤部位禁用牛角吸附疗法。

5 注意事项

a）吸附之前要对吸附部位进行消毒，避免施术后感染。

b）把握好吸附的时间，时间过长则易损伤吸附部位或周围组织。

c）施术后对伤口进行消毒并谨慎处理伤口。

6 异常情况及处理措施

牛角吸附疗法是安全可靠的一种藏医特殊治疗方法，很少出现不良反应，术后伤口谨慎处理即可。

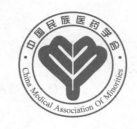

团 体 标 准

T/CMAM Z3—2019

藏医医疗技术操作规范
藏医美杂（火灸）技术

2019-12-30 发布

2020-06-30 实施

中国民族医药学会 发布

藏医医疗技术操作规范　藏医美杂（火灸）技术

1　术语和定义

美杂（火灸）技术是藏医五大外治疗法之一，是通过在人体穴位或痛点处放置绒炷，用点燃加热的方法来达到治疗目的的非药物治疗技术。

此技术主要具有消肿止痛、通经活络等作用。

2　常用器具及基本操作方法

2.1　常用器具

火绒草、医用酒精、点火用具、盐巴、大蒜、吹气管等器件。

2.2　操作的基本方法

a）患者取半坐位。

b）将提炼好的火绒草的绒揉成圆锥体绒炷，不同疾病的绒炷大小不等。

c）确定并充分暴露施术穴位，用大蒜或其他黏合剂将绒炷贴在穴位处。

d）点燃绒炷，并不断地通过吹气管吹气，让绒炷烧得更热、更快。

e）烧完的绒炷灰清理干净后，加入酥油和盐粉调匀，涂在伤口处。

3　常见病操作技术

关节疼痛、骨质增生症、椎间盘突出症、神经性疾病、慢性胃炎、消化不良、黄水病、恶性肿瘤、癔症等疾病。

4　禁忌证

各种热性疾病及五官孔窍、男女生殖器、大动脉处禁用火灸法。同时，孕妇及身体发育未成熟的小孩、体质极弱的患者不易使用火灸疗法。

5　注意事项

a）施灸后起身走几步，半天内避免受凉及喝凉水。

b）避免伤口感染。

6　异常情况及处理措施

少数患者火灸后可能出现眩晕、耳鸣、恶心、呕吐，需要立即停止火灸并吸氧，并观察血压、脉搏、呼吸、心率等情况。

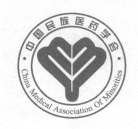

团 体 标 准

T/CMAM Z4—2019

藏医医疗技术操作规范
藏医擦图（盐热敷）技术

2019-12-30 发布　　　　　　　　　　　　　　　　2020-06-30 实施

中国民族医药学会　发布

藏医医疗技术操作规范　藏医擦图（盐热敷）技术

1　术语和定义

擦图（盐热敷）技术是藏医外敷疗法之一，是将天然盐加热到一定程度后，对患处及穴位等进行热敷，从而达到治疗目的的一种疗法。它是通过热能传递药效的方式达到治疗效果的一种疗法。

此技术常用于寒湿引起的疾病，具有祛寒除湿、温胃升阳、消肿止痛等作用。

2　常用器具及基本操作方法

2.1　常用器具

天然盐、加热炉（医用电子炉或传统的火炉、锅、勺）、布料袋等工具。

2.2　基本操作方法

a）取适量（600g左右）的天然粗盐炒热。

b）温度达到50℃左右时装进布料袋。

c）患者根据治疗部位取仰卧位、俯卧位。

d）将装热盐的布料袋贴敷于患者的患处，约30分钟。

3　常见病操作技术

擦图（盐热敷）技术用于由寒湿引起的大部分疾病，其主要适用于消化不良、腹痛、腹胀、附件囊肿、盆腔积液、肾积水等疾病。

4　禁忌证

擦图（盐热敷）一般不适宜于各种热性疾病。感冒、发热、皮肤病等不宜使用此疗法。

5　注意事项

a）热敷所用的盐必须是纯天然的粗盐。

b）炒制过程中需大火不间断翻炒，避免炒煳。

c）把握好热度，温度过高则烫伤皮肤，过低则效果不明。

6　异常情况及处理措施

擦图（盐热敷）技术是安全可靠的一种藏医外敷疗法，只要遵循上述的禁忌证，就很少有不良反应出现。若治疗后出现皮肤过敏则应停止或更换擦图用具并进行相应处理。若治疗后出现血压持续升高的现象，则应立即停止治疗。

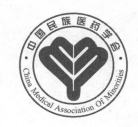

团 体 标 准

T/CMAM Z5—2019

藏医医疗技术操作规范
藏医霍尔美（热敷）技术

2019-12-30 发布   2020-06-30 实施

中国民族医药学会 发布

藏医医疗技术操作规范 藏医霍尔美（热敷）技术

1 术语和定义

霍尔美（热敷）技术，是将药效通过热能传导技术达到治疗目的的一种藏医特色外治疗法。霍尔美以肉豆蔻和藏茴香为基础方，以疾病特点加减藏药，在酥油（植物油）中加热，选择相应的穴位进行外治。

2 范围

适用于心隆病、肾隆病、索隆病、头隆病等隆病的治疗。

3 常用器具及基本操作方法

3.1 常用器具

治疗车上层：治疗盘内备酥油、霍尔美药包、酒精灯或其他加热器械、加热容器、镊子、纱布、白线、托盘、点火工具。

治疗车下层：污物桶2个。

3.2 治疗部位

疾病相应的固定穴位和阿是穴位。

3.3 操作方法

3.3.1 药物

杂碎的肉豆蔻和藏茴香包在医用纱布里，或用成品的霍尔美药包。

3.3.2 加热

用酒精灯或其他加热器械加热酥油，将霍尔美药包浸于酥油中，每2～3分钟加热药包1次，一般为10～15分钟。加热至40～45℃，以不烫手为宜。

3.3.3 热敷

在取好的穴位处，用温水洗净局部皮肤，找准穴位，将药包从上而下逐一热敷于穴位并轻压，反复进行2～3次。

4 常见病操作技术

4.1 索隆病、心隆、肾隆、头隆等隆病和培根病

临床表现为失眠、头晕、耳鸣、打嗝、胸闷、肢体僵硬、突发晕厥、心慌等症状。

4.2 常用穴位

后囟、百会、囟门三合处，胸椎正中穴位，背部第一、六、七、十六、二十椎，以及四掌穴位等。

5 禁忌证

以"赤巴"引起的湿暑热证者慎用；有皮肤疾病者、穴位处有伤或重度感染者，不宜使用。

6 注意事项

a）在进行霍尔美（热敷）治疗中，首先由施术者探测霍尔美的热度，只有达到适宜热度时才能用于患者穴位，避免烫伤。

b）施术完成后，用纱布将酥油擦净，并嘱患者静卧休息、注意保暖，避免受寒。

c）治疗前忌饱饮、饱食、空腹，以适量进食为宜。

d）注意保暖，防止受凉，嘱患者操作后 1 小时内禁饮水，因为当时饮水能杀伤热力。

e）治疗后，穴位周围用拇指按压，然后让患者活动几步方可休息，可以保养身心。

f）霍尔美治疗的取穴测量，以患者本人的手指作为计量单位。

7 异常情况及处理措施

治疗过程中如严格遵循操作流程，其治疗过程是安全的。对药物的味道有不适应者，应事先给予解释和说明。因个体差异，若出现皮肤红肿、瘙痒、水疱等现象时，应嘱患者不要抠、挠，避免感染。如出现热证加重时，可对证给予藏药治疗。

团 体 标 准

T/CMAM Z6—2019

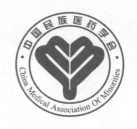

藏医医疗技术操作规范
藏医泷沐（药浴）技术

2019-12-30 发布

2020-06-30 实施

中国民族医药学会 发布

藏医医疗技术操作规范 藏医泷沐（药浴）技术

1 术语和定义

泷沐（药浴）技术是藏医五大外治疗法之一，是藏医临床上具有代表性且最常用的，既可以治疗疾病，也可以预防疾病的一种治疗方法。其常见病操作技术广，安全无痛苦，疗效佳，副作用少。2018 年列入联合国教科文组织决议的"人类非物质文化遗产代表作名录"。

此是让患者浸泡在已经配好的五味甘露药汁中，使药效通过毛孔吸收至体内，从而达到治疗疾病的一种内病外治方法，具有散寒祛风、发汗利尿、消肿止痛、活血化瘀、燥湿止痒、通经活络、保肾调胃、强身健体、养颜美容等功效。

2 常用器具及基本操作方法

2.1 常用器具

浴桶或浴缸、毛巾、浴巾、一次性塑料袋等。

2.2 基本操作方法

泷沐（药浴）是将原先配好的藏医五味甘露药汁放入浴桶或浴缸内，药汁温度为 39 ～ 43℃（按患者个体差异及适应程度决定），并把患者全身浸泡在药汁中 20 ～ 60 分钟，浴后盖被发汗 30 ～ 60 分钟。同时补充水分，多喝温开水、骨头汤、青稞酒或米酒加红糖。7 天为 1 个疗程，每日上、下午各 1 次。疗程开始前，患者全身冲洗擦干，疗程期间不宜洗澡。

2.3 治疗部位

根据病情，可选择全身浴或局部浴。

2.4 五味甘露汁的药物组成及制法

刺柏、烈香杜鹃、大籽蒿、麻黄、水柏枝各 500g，青稞 1250g，入锅加满清水并覆盖所有药物，煮至青稞裂开收汁，药汁基本煮干后放至 38 ～ 40℃，加酒曲粉 200 ～ 300g 搅拌均匀，进行发酵 3 ～ 5 天，发酵好的（能闻到酒味）药加凉白开浸泡 24 小时后过滤，重复 3 次，将提取好的 3 次滤液合并得到药汁。或使用藏药成药五味甘露药浴颗粒或汤散，按照说明书配制得到药汁。

3 常见病操作技术

本法适用于风湿性关节炎、类风湿关节炎、骨性关节炎、骨质增生、强直性脊柱炎、椎间盘突出症、坐骨神经痛、中风后遗症、湿疹、银屑病、痛风、肾寒（肾阴虚）、消化不良、产后风、藏医各种隆病等。

4 禁忌证

传染性疾病、发热、体虚、哮喘、心肌梗死、脑溢血发作期患者，以及孕妇、经期、花粉过敏者禁用，高血压者慎用。

5 注意事项

a）严密观察患者的血压、脉搏、心率、呼吸、血氧饱和度等，如有不适及时终止。

b）患者不能随意调整坐浴时间和水温，应遵医嘱。

6 异常情况及处理措施

　　泷沐（药浴）期间，若出现严重头晕、眼花、恶心呕吐、呼吸急促等现象时，需要立即停止泷沐（药浴）并实施急救措施。少数患者有轻度的皮肤过敏及恶心呕吐等现象时，需要停止泷沐（药浴），并观察病情，必要时进行吸氧、补充能量、霍尔麦及安神熏香等治疗。

团 体 标 准

T/CMAM Z7—2019

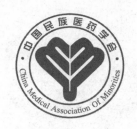

藏医医疗技术操作规范
藏医浪泷沐（蒸熏）技术

2019-12-30 发布

2020-06-30 实施

中国民族医药学会 发布

藏医医疗技术操作规范 藏医浪泷沐（蒸熏）技术

1 术语和定义

浪泷沐（蒸熏）技术是以五味甘露药为主的药材加水并不断地加热，以产生的蒸汽对患者进行蒸熏，从而达到治疗目的的一种传统疗法。此疗法具有除湿散寒、舒经通络、促进代谢、调理气血、提高免疫力等作用。

2 常用器具及基本操作方法

2.1 常用器具

蒸熏治疗仪、蒸熏床等。

2.2 基本操作方法

a）根据所用器具做好蒸熏准备。

b）将五味甘露药粉放入蒸熏治疗仪药盒内，对患者全身进行蒸熏。

c）将五味甘露药粉和水放入药箱中并摆放在蒸熏床底下，用不断加热后所产生的蒸汽对患者进行蒸熏。

d）蒸熏时间一般为 20 ～ 30 分钟，根据患者耐受度调节温度并保证蒸熏到全身。

e）蒸熏治疗结束后，要注意保暖，适当休息。

3 常见病操作技术

本法适用于风湿性关节炎、类风湿关节炎、骨性关节炎、骨质增生、强直性脊柱炎、椎间盘突出症、坐骨神经痛、中风后遗症、湿疹、银屑病、痛风、肾寒（肾阴虚）、消化不良、产后风、藏医各种隆病等。

4 禁忌证

传染性疾病、发热、体虚、哮喘、心肌梗死、脑溢血发作期患者，以及孕妇、经期、花粉过敏者禁用，高血压者慎用。

5 注意事项

a）严密观察患者的血压、脉搏、心率、呼吸、血氧饱和度等，如有不适及时终止。

b）患者不能随意调整蒸熏时间和温度，应遵医嘱。

c）防止皮肤烫伤。

6 异常情况及处理措施

浪泷沐（蒸熏）期间出现严重头晕、眼花、恶心呕吐、呼吸急促等现象时，需要立即停止浪泷沐（蒸熏）并实施急救措施。少数患者有轻度的皮肤过敏及恶心呕吐等现象时，需要停止浪泷沐（蒸熏），并观察病情，必要时进行吸氧、补充能量、霍尔麦及安神熏香等治疗。

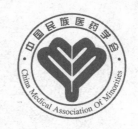

团 体 标 准

T/CMAM Z8—2019

藏医医疗技术操作规范
藏医金泷沐（缚浴）技术

2019-12-30 发布　　　　　　　　　　　　　　2020-06-30 实施

中国民族医药学会 发布

藏医医疗技术操作规范　藏医金泷沐（缚浴）技术

1　术语和定义

金泷沐（缚浴）技术属于藏医药浴疗法范畴，其运用与藏医全身药浴一样，历史悠久，使用广泛。这是一种治疗局部疾病、不适合全身泡浴的药浴方式。

其常用药物配方为五味甘露药粉，具有除湿散寒、干黄水、消肿止痛、活血化瘀、保肾调胃、改善周围循环等作用。

2　常用器具及基本操作方法

2.1　常用器具

加热器、锅、勺子、棉布条带或纱布等。

2.2　基本操作方法

a）患者取半坐位或平卧位。

b）五味甘露药粉适量，加热至45℃左右（由患者个体差异及适应程度来决定），将药物敷于患处，用条布缠缚固定30分钟，每日上、下午各1次，7天为1个疗程。缚浴后将药渣擦拭干净，并注意保暖。

3　常见病操作技术

肩周炎、腰椎间盘突出症、强直性脊柱炎、颈椎病、关节肿痛等疾病。

4　禁忌证

局部组织有创伤者或皮肤过敏者禁用。

5　注意事项

a）缚浴时，要注意温度适中，防止药温过高而灼伤皮肤。

b）缚浴时，尽量使药物的温度保持恒温，从而达到最佳的治疗效果。

c）甘露五味药缚浴后，适当按摩、油脂久巴（涂擦），适当功能锻炼。

6　异常情况及处理措施

金泷沐（缚浴）是比较安全可靠的一种治疗方法，较少出现不良反应，治疗过程一般是安全的。对药物味道或特殊花草植物过敏者，应事先了解并给予解释和说明。若出现皮肤红肿、瘙痒、水疱等现象，应嘱患者不要抠挠，避免感染。

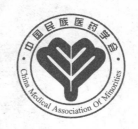

团 体 标 准

T/CMAM Z9—2019

藏医医疗技术操作规范
藏医久巴（涂擦）技术

2019-12-30 发布

2020-06-30 实施

中国民族医药学会 发布

藏医医疗技术操作规范　藏医久巴（涂擦）技术

1　术语和定义

久巴（涂擦）技术是藏医将处方药物经过加工以后，根据病情与陈酥油或动植物油等充分混合成膏状，让患者平躺于治疗床上，按病情调药，露出涂擦部位，在患部边揉边擦；再用日晒、火烤或烤灯照射 20 ～ 30 分钟，使药效通过皮肤吸收，达到治疗疾病的一种方法。久巴技术主要用于隆病、过度疲劳等及养生保健。

2　范围

用于隆病、过度疲劳等及养生保健。

3　常用器具及基本操作方法

3.1　常用器具

3.1.1　材料

调药器皿、所选药物、纱布或纸巾、TDP 烤灯等。

3.1.2　膏药制作

将所选药物碎成粉末后，放入酥油及植物油里，等药物与油脂充分融合后，调成糊状。具体用量应按涂擦部位的大小确定。

3.2　操作方法

3.2.1　方法

将配好的药物均匀涂于患处，再进行捏、拿、搓、揉、弹、拔等手法按揉，然后用 TDP 烤灯对患处照射 20 ～ 30 分钟。每天 1 次，7 天为 1 个疗程。根据病情，个别疗程可相应延长时间。

3.2.2　治疗体位

根据治疗部位的不同，嘱患者选择适合的躺卧体位。如背部久巴，患者选择俯卧位；肩关节、髋关节久巴，可选择治疗部位在上方的侧卧位；下肢膝髁关节，可选择坐位或仰卧位。患者感觉舒适，便于久巴治疗的操作是治疗体位选择的原则。

4　常见病操作技术

4.1　神经性疾病

西医学脑血管意外恢复期。临床常见半身瘫痪，或患侧某一局部功能失用，患处肿胀、麻木，汗出异常，手摸患处不温，肢体萎软无力或挛缩拘急，日久则患肢萎缩。

4.2　隆病

临床表现为肢体关节冷痛、麻木，活动受限，怕冷畏风，得温则舒，遇寒痛增，失眠，头昏，耳鸣等症状。

4.3　小儿发育不良并发营养不良症

小儿消化不良并发营养不良症，临床表现为面黄肌瘦，神疲乏力；短气，少语懒言，爪甲菲薄扁平，睛目失养而成鸡盲，胆怯易惊，睡则露睛，神情淡漠，目呆口钝。小儿做久巴技术时，不能用 TDP 烤，在阳光下进行久巴为宜。

4.4　脊柱相关疾病

腰椎间盘突出症、颈椎病、强直性脊柱炎等疾病。

5 禁忌证

皮肤病、痘疹、水肿、培根疾病等禁忌使用。

6 注意事项

a）高血压、脑血栓、植入性手术后的患者，揉擦后禁止烤电灯或日晒。

b）小儿做久巴技术时，不能用 TDP 烤，以在阳光下进行久巴为宜。

7 异常情况及处理措施

a）手法不当导致疼痛加重时，可以进行止痛治疗或手法力度相应减轻。

b）出现皮肤过敏者，应立即停止涂擦治疗并使用相应的抗过敏方法治疗。

c）出现其他相应与本治疗相关的反应时，进行相应的治疗。